(Extrait du BULLETIN MÉDICAL DE L'ALGÉRIE)

TROIS OBSERVATIONS

DE

TAILLE HYPOGASTRIQUE

CHEZ DES ENFANTS

AVEC SUTURE IMMÉDIATE DE LA VESSIE

PAR

M. CURTILLET

Agrégé, chargé du Cours de Clinique des Maladies des Enfants
à l'Ecole de Médecine

ET

M. BONNARD

Interne à l'Hôpital Civil de Mustapha

ALGER
IMPRIMERIE ARTISTIQUE CHARLES ZAMITH
20, Rue des Consuls, 20
1898

TROIS OBSERVATIONS DE TAILLE HYPOGASTRIQUE

CHEZ DES ENFANTS

AVEC SUTURE IMMÉDIATE DE LA VESSIE

Le calcul diagnostiqué chez un enfant, on peut avoir le choix, pour son extraction, entre plusieurs méthodes opératoires : la lithotritie ou les tailles.

Il y a moins de vingt ans, la taille périnéale était encore très fréquemment pratiquée. Certaines conditions anatomiques, particulières à l'enfant, lui créaient d'incontestables avantages : faible vascularisation du périnée profond, très court chemin à parcourir pour arriver à la vessie, simplicité de l'intervention. On pouvait se passer de drainage et même de pansement. Mais un inconvénient bien sérieux et dont on se préoccupait trop peu était la section des canaux éjaculateurs qui amenait à sa suite l'atrophie testiculaire ou tout au moins la stérilité. Si on y joint le danger d'ouvrir le rectum, la persistance possible d'une fistule urinaire, l'insuffisance fréquente de l'incision par l'extraction des gros calculs, et dans ce cas la dilacération du périnée et l'infection possible du tissu cellulaire ambiant, on comprendra pourquoi la taille périnéale est, à juste titre, aujourd'hui délaissée.

La lithotritie compte encore des défenseurs. Mais elle demande une éducation spéciale et un doigté qui, ne pouvant s'acquérir qu'à la longue, n'est pas à la portée de tous. De plus, en raison de l'étroitesse du canal de l'urèthre, chez l'enfant, on ne peut employer que des lithotriteurs de petit calibre et à mors très courts. Ce mode opératoire ne peut donc convenir que dans les cas de calcul petit et de peu de dureté. Il est loin de répondre à tous les desiderata.

La taille hypogastrique, au contraire, depuis 1884, est de plus en plus en honneur. Elle est facile, elle ouvre une large voie dont l'asepsie dépend du chirurgien, elle peut être pratiquée avec de simples instruments de trousse. Des statistiques intéressantes et très favorables ont paru. En un mot, elle a fait ses preuves et elle est aujourd'hui la méthode de choix.

Ce qu'on lui reprochait, c'était, chez les enfants, la difficulté du drainage consécutif. Il faut, en effet, compter, si l'on draine, sur une moyenne de trente jours, pour la guérison complète, période bien longue, pour des enfants naturellement indociles et supportant mal le séjour au lit. Par surcroît, les tubes de Perier-Guyon sont difficilement tolérés par les enfants, et l'infection secondaire est possible.

Mais toutes ces raisons défavorables tombent devant la possibilité, bien démontrée maintenant par les expériences et les faits cliniques, de la suture primitive et complète de la vessie. Depuis vingt ans, des recherches expérimentales furent entreprises sur elle, par Vincent, Bruno, Bouley, etc. Bien connue aujourd'hui et bien pratiquée, elle apporte un sérieux avantage à la taille hypogastrique et est adoptée par un grand nombre de chirurgiens. Ses résultats sont excellents. Mayet (thèse de Paris) a pu réunir 522 cas de taille hypogastrique entre 0 et 15 ans, dont 431 sans suture vésicale et 91 avec suture. Les deux méthodes donnent le même pourcentage de guérison, mais, avec la suture, la durée du traitement est considérablement abrégée. Chez l'adulte, les résultats n'ont pas été aussi satisfaisants ; l'infiltration et la suppuration de l'espace prévésical ont été plus souvent observées. Chez l'enfant, la vessie est abdominale au lieu d'être pelvienne, le péritoine est élevé et facilement décollable, la cavité de Retzins n'existe pour ainsi dire pas, la vascularisation est moindre, enfin l'état des parois vésicales est généralement meilleur. Tout invite donc à la taille hypogastrique et à la suture et en explique les heureux résultats.

Nous rapportons ici trois observations (1) de taille avec suture chez des enfants. Notre manuel opératoire offre quelques points particuliers sur lesquels nous voulons insister. La distension rectale, faite avec un pessaire de Gariel, de faibles dimensions et très légèrement déplissé par une petite quantité de liquide, nous a paru, sans faire courir aucun risque, être d'une très grande utilité. Nous ne voudrions pas, toutefois, être taxés de réaction et laisser croire que nous ne savons nous passer d'un moyen que tout le monde tend à abandonner aujourd'hui dans la taille. Nous n'employons pas le ballon distenseur pour l'incision de la vessie et la recherche du calcul qui se font aisément sans cela, mais pour le dernier temps de l'opération, c'est-à-dire la suture.

Nous avons, en effet, supprimé les fils suspenseurs qui déchirent les parois vésicales et nécessitent les deux mains d'un aide. C'est pour amener, sans traction, la vessie le plus possible sous l'aiguille de l'opérateur que nous avons employé le refoulement auquel nous avons associé l'emploi de l'*Écarteur à deux valves de Collin.*

---

(1) Voir BONNARD, *Contribution à l'Etude de la taille hypogastrique chez des enfants*. Thèse de Lyon. Juillet 1898.

Cet écarteur a la forme d'une grande pincè munie de deux valves et d'une longue crémaillère. Introduit dans la plaie, après l'incision de la ligne blanche, il en écarte les lèvres et découvre largement le champ opératoire. Il fait fortement saillir la vessie qui s'énuclée, pour ainsi dire, entre ses valves et rend la suture extrèmement facile, sans fils suspenseurs et sans aides.

Dans nos trois cas, la suture a été faite sur deux plans, un plan muqueux et un plan musculaire. Le premier à points perforants et au catgut. — Il est démontré que la perforation de la muqueuse par les fils n'offre aucun inconvénient. — Le deuxième, à la Lembert, également au catgut. Une fois nous avons fait des points séparés, deux fois des surjets. Les points séparés nous paraissent préférables, pour le premier plan. Dans un surjet, en effet, les bords de la muqueuse sont serrés, étranglés sur toute l'étendue de la suture et plus susceptibles de se mortifier au contact de l'urine. Avec les points séparés, la réunion est aussi parfaite et la constriction n'existe qu'au niveau des points.

Malgré le peu d'importance de la cavité de Retzins, et en prévision d'un léger suintement qui pourrait se produire si la fermeture ne restait pas parfaitement hermétique, le drainage prévésical est utile, au moins pendant quelques jours. On peut placer sur son passage un fil métallique d'attente que l'on serrera à l'enlèvement du drain. Nous avons toujours mis une sonde à demeure fixée au pansement. Elle a été bien tolérée. Néanmoins, en présence des résultats obtenus par quelques chirurgiens, nous croyons qu'on pourrait s'en passer, à la condition d'exercer une très grande surveillance.

OBSERVATION I

Calcul vésical chez un enfant de 8 ans. — Cytotomie sus-pubienne avec suture immédiate de la vessie. — Guérison en 16 jours.

D... M..., âgé de 8 ans, entre le 5 novembre 1897 dans le service de la clinique de M. le professeur Curtillet.

Antécédents héréditaires. — Père paludique, et deux frères actuellement à l'hôpital, l'un pour paludisme et l'autre dothémentérie.

Antécédents personnels. — L'enfant n'a jamais eu aucune maladie antérieure et vit au grand air.

Le début de son affection actuelle paraît remonter à un an environ. A cette époque, durant l'hiver, il éprouva tout à coup, en urinant, une vive douleur qui reparut, dès lors, à chaque miction. Elle siégeait à la racine de la verge sans irradiations dans les membres inférieurs, et était réveillée ou exaspérée par la marche, la course ou les cahots d'une voiture. Outre cette douleur, le petit malade éprouvait de fréquentes envies d'uriner et présentait de l'incontinence. Les mictions, au nombre de 10 environ dans la journée, tombaient à 5 ou 6 pendant la nuit. A une certaine époque qu'il nous a été impossible de faire préciser, l'enfant a eu des hématuries pendant plusieurs jours, accompagnées de petites crises de rétention. Elles n'ont plus reparu depuis lors. Les douleurs devenant plus vives et les mictions plus fréquentes, l'enfant fut amené à l'hôpital où le diagnostic de calcul vésical fut confirmé par le toucher rectal et l'exploration au cathéter métallique.

Opération le 13 novembre.
Injection de 100 gr. d'eau boriquée dans la vessie. On place dans le rectum un pessaire de Gariel que l'on distend très légèrement. Le globe vésical apparaît nettement alors au-dessus de la symphyse. Incision longitudinale de 5 à 6 cent. sur la ligne blanche. Les muscles pyramidaux volumineux forment avec les droits une boutonnière musculaire résistante. On place entre les lèvres de la plaie la pince-écarteur de Collin. Le péritoine descendait assez bas vers la symphyse ; on le remonte avec le doigt et on fait à la vessie une incision de 2 cent. environ. Extraction du calcul du volume d'une grosse noisette de couleur fauve, d'aspect mûriforme, très dur. M. le professeur Curtillet pratique ensuite la suture de la

vessie sur deux places et par deux points séparés faits au catgut stérilisé par le procédé de Robert. Le premier plan est perforant. Les sutures sont assez difficiles, en raison de la friabilité de la muqueuse vésicale. L'Ecarteur de Collin a rendu un grand service en découvrant admirablement le champ opératoire. Les muscles abdominaux sont suturés au gros catgut, excepté à la partie inférieure où on laisse le passage d'un gros drain, et on met à ce niveau un fil métallique d'attehte. Sutures de la peau et sonde à demeure.

Suites : 14 novembre. Température, 38°. La sonde fonctionne bien, l'état général est satisfaisant, les urines sont claires.

15 novembre. Température, 37°5. Rien de particulier.

19 novembre. Ablation de la sonde un peu incrustée.

Enlèvement du drain qui est remplacé par une mèche de gaze iodoformée.

21 novembre. La mèche de gaze est retirée et on serre le fil métallique d'attente.

29 novembre. La réunion est complète, le malade urine normalement et sans aucune douleur. Il quitte le service.

OBSERVATION II

Calcul vésical chez un enfant de 11 ans. — Cystite. — Taille hypogastrique avec suture totale de la vessie. — Guérison en 18 jours.

Mahdi Amokran ben Areski, 11 ans, entre le 6 décembre 1897 à la clinique des enfants de M. le professeur Curtillet.

Antécédents. — A l'âge de 9 mois, cet enfant a eu pendant quelques jours des accidents qui se sont caractérisés par une rétention d'urine ou peut-être par une crise d'anurie, l'enfant étant resté pendant vingt-quatre heures sans émettre la moindre quantité d'urine. Jusqu'à l'âge de 5 ans, on n'observa plus aucun accident. Mais, à ce moment, il commença à ressentir à la vessie de légères douleurs, augmentées par la marche et les cahots de voiture. Surtout depuis quelques mois ces douleurs devenaient intolérables, le jeune malade urine 12 à 15 fois par jour et presque autant la nuit. A chaque miction, il porte les mains à son périnée, qu'il comprime fortement et se plaint vivement. Il n'a jamais eu d'hématuries. Il se décide à entrer à l'hôpital. On l'examine sans le chloroforme.

Le calcul fut très difficile à sentir par l'exploration au

cathéter métallique. Ce n'est qu'après un examen très long fait dans une vessie successivement distendue, à moitié vidée, puis enfin entièrement vide et, au moment où on allait cesser les recherches, que la sensation de contact a été fournie.

Détail important. Le malade a fait récemment un séjour dans un petit hôpital d'Algérie, où il a été pendant trois semaines soumis à des injections soit uréthrales, soit vésicales, au moyen de sondes, le diagnostic de cystite blennorrhagique ayant été porté. C'est peut-être à cette époque qu'il faut faire remonter la présence d'un trouble notable dans les urines. Elles laissent, en effet, actuellement un dépôt assez abondant.

Opération le 7 décembre 1897.

Incision de 6 cent. environ après lavage de la vessie à l'acide borique et à la solution de nitrate d'argent à 1/500, puis injection de 100 gr. d'eau boriquée. Le pessaire de Gariel avait été placé dans le rectum et légèrement distendu. Le cul de sac péritonéal descend assez bas, il est nécessaire de le décoller et de le remonter avec le doigt. La vessie est incisée sur une longueur de 2 cent. 1/2 et, l'écarteur de Collin ayant été placé, on retire le calcul, gros comme une petite amande. Grâce à la pince dont les valves sont fortement écartées, la vessie vient en quelque sorte faire hernie au dehors et la suture est très facile. Premier surjet au catgut à points perforants ; deuxième surjet à la Lembert, fait également au catgut sur la tunique musculaire.

Les sutures ont été faites avec une aiguille de Reverdin, de grosseur moyenne. Après avoir suturé les muscles par un surjet au catgut et la peau avec des fils métalliques, on place deux drains à la partie inférieure de la plaie et on laisse au niveau de l'orifice de drainage un fil métallique d'attente.

Suites : 8 décembre. Nuit agitée, urines légèrement colorées en rouge, T. 37°. Régime lacté.

9. Urines presque normales, beaucoup moins rouges. Alimentation légère.

10. Coloration sanguine complètement disparue. Le malade mange de bon appétit et dort bien, mais langue saburrale. Purgatif léger.

11. Légère hématurie. Température, 38°8.

12. L'hématurie continue ; la température monte à 39°6. On ordonne 0,50 c. de quinine et on enlève le pansement pour rechercher les causes de la température élevée que présente le malade. La plaie a très bon aspect. Mais dans la crainte de laisser dans la profondeur un commencement de suppu-

ration ou d'infiltration, on fait sauter les fils métalliques réunissant la peau pour examiner les plans profonds. On ne trouve qu'un peu de sang infiltré sous la peau, mais pas traces de pus ou de liquides quelconques. On est donc obligé d'attribuer la fièvre à une infection d'origine intra-vésicale.

Il est probable, étant donnée la nature des urines avant l'opération, que le plan des sutures profond a été infecté et a cédé sur une certaine étendue, ce qui expliquerait la présence du sang dans les urines depuis deux jours, coïncidant avec une élévation de température. On fait un léger lavage de la vessie à l'eau boriquée et, dans la crainte de voir céder la suture toute entière, on maintient les drains abdominaux et on change la sonde à demeure.

13 décembre. Température tombée à la normale, le sang a entièrement disparu, mais les urines restent troubles. La plaie abdominale est toujours en parfait état.

15. Injection d'eau boriquée dans la vessie. Changement du pansement.

16. Le malade va très bien. On enlève la sonde après avoir fait un lavage au nitrate d'argent à 1/500 pour modifier le léger degré de cystite que présente le malade et qui se manifeste toujours par un état assez trouble des urines.

17. L'enfant a très bien uriné depuis l'ablation de la sonde, tout d'abord toutes les heures environ, puis toutes les deux ou trois heures. Ce matin, les urines sont claires, mais il y a encore une légère douleur à la fin de la miction.

18. Pas de fièvre, il urine toutes les trois heures environ

19. Ablation des drains.

25. Réunion complète.

Réflexions. — En présence de l'accident que nous avons relaté dans cette deuxième observation, on s'est demandé si le surjet pour la suture muqueuse n'était pas inférieur à la suture par points séparés. Dans un surjet, en effet, les tissus sont serrés sur toute la longueur de la suture; ils sont, par conséquent, dans des conditions plus favorables à la mortification, surtout lorsque la ligne de suture est en contact avec des urines infectées. Dans la suture par points séparés, au contraire, les lèvres de la plaie échappent à la constriction des fils dans l'intervalle des points.

OBSERVATION III

Calcul vésical chez un enfant de 4 ans. — Taille hypogastrique avec suture totale de la vessie. — Guérison en 19 jours.

Louis Henry, âgé de 4 ans, né à Mustapha, entre le 9 mars 1898 à la clinique des enfants de M. le professeur Curtillet.

Antécédents héréditaires. — Père et mère bien portants. Sur 5 enfants deux sont morts en bas-âge, les trois autres, sauf notre sujet, sont bien portants.

Antécédents personnels. — Enfant délicat, né avant terme ; il a eu à 6 mois une bronchite, puis peu de temps après la coqueluche. A 9 mois, il eut une otite moyenne, avec abcès de la région mastoïdienne.

Il y a 8 mois, survint une nouvelle bronchite dont il n'est pas encore complètement guéri à son entrée à l'hôpital.

C'est à cette époque qu'il a commencé à se plaindre de la vessie, urinant avec efforts et douleurs. Le besoin d'uriner est presque constant. Le malade présente parfois de l'incontinence. Les mictions sont lentes et pénibles, il fait de violents efforts, « le fondement lui sort », dit la mère. Pas d'hématurie. Les douleurs ne paraissent pas exagérées par la marche ou la voiture. A son entrée, il présente de la fièvre. Température : 39°2.

Examen le 11 mars. — On ne sent rien à la palpation hypogastrique. L'urèthre est petit, on pratique néanmoins l'exploration au cathéter métallique. Dans les mouvements de la sonde, on ne sent que les irrégularités de la muqueuse vésicale, mais il est impossible de rencontrer le corps étranger. On injecte à plusieurs reprises de l'eau boriquée tiède. Par le toucher rectal, on ne perçoit rien non plus, et ce n'est qu'au moment de retirer la sonde que le contact du calcul est enfin perçu, donnant la sensation caractéristique.

Température : 39°8. — Urines normales. — En raison de cette élévation de température, on suspend l'opération. On ne sait à quoi l'attribuer. On ne peut la mettre sur le compte de l'exploration, la température ayant été au-dessus de la normale dès l'entrée de l'enfant, chose que la sœur du service avait omis de nous communiquer.

Dans les jours suivants, la fièvre ayant complètement cessé, le malade est opéré le 17 mars.

Opération. — Pessaire de Gariel dans le rectum et injection d'une certaine quantité d'eau boriquée dans la vessie. On incise sur la ligne médiane la paroi abdominale, puis la vessie sur une longueur de 1 1/2 à 2 cent. environ. On place l'écarteur de Collin. L'extraction du calcul, gros comme une noisette, est facile. M. le professeur Curtillet procède ensuite à la suture de la vessie. Premier surjet au catgut et à points perforants sur la muqueuse après avoir légèrement raclé l'épithélium pour favoriser la réunion. — Deuxième surjet également au catgut pour le plan musculaire et 3 ou 4 points en surjet sur les plans celluleux prévésicaux pour consolider les deux premières sutures, des efforts violents de vomissement du petit patient ayant fait sourdre un peu de liquide. On place un drain prévésical. La réunion de la plaie abdominale est faite par un surjet au gros catgut. Suture de la peau par des fils métalliques, dont deux sont placés comme fils d'attente à la partie inférieure de l'incision. Sonde à demeure.

Suites : le 18, température normale. L'urine s'écoule claire par la sonde à demeure. Mais le soir, élévation subite de la température à 40°.

19. Température, 38° matin ; 39°4 so'r.

20. Température, 38°6 le matin, urine claire, non sanguinolente ; soir, 39°3.

22. 38°7. On enlève la sonde à demeure. l'urine s'écoule normalement par l'urèthre. En même temps on fait sauter tous les points de suture de la peau à cause de la présence d'un peu de pus. Pansement à plat.

25 mars. On enlève le drain prévésical Un peu de pus séreux arrive de la profondeur. On met dans l'orifice, occupé par le drain, une mèche de gaze stérilisée. Pansement. Température, 37°6.

Le 4 avril. Le malade sort du service. Sa plaie est cicatrisée depuis quelques jours.

Réflexions. — La température s'est élevée après l'opération comme à l'entrée du malade sans altération de l'état général, sans douleurs abdominales, sans accidents du côté de la vessie. Les urines se sont toujours écoulées très claires par la sonde. Il y a eu un peu d'infection superficielle ayant nécessité l'ablation des points de la suture de la peau. Mais la plaie vésicale est certainement restée indemne puisque aucun trouble vésical n'a été observé, puisque la sonde a pu être enlevée sans inconvénient le sixième jour et qu'aucune trace d'urine n'est apparue sur le trajet du drain. La température peut s'expliquer par cette légère infection au niveau de la suture superficielle, ou bien par la même cause qui avait provoqué déjà une élévation de la température à l'entrée du malade dans le service.

CONCLUSIONS

De l'examen de ces trois faits, et des considérations dont nous les avons fait précéder, on peut conclure que :

1° L'existence d'un calcul reconnue chez un enfant, le chirurgien aura le choix entre la lithotritie rapide et la taille sus-pubienne. La lithotritie sera rarement indiquée, ne convenant que dans les cas de calcul petit et unique ; la taille hypogastrique s'appliquera à tous les cas, étant facile et à la portée de tous. Elle est l'opération de choix ;

2° Chez l'enfant, après la taille, la suture totale de la vessie doit être la règle et le drainage l'exception ;

3° Le drainage ne conviendrait que dans les cas de vessies infectées ou de cystite intense, ce qui est rare chez les enfants calculeux ;

4° La distension rectale, inutile pour la taille, est utile pour la suture (1). On la fera avec un pessaire de Gariel, légèrement déplissé ;

5° Nous conseillons l'emploi de l'Ecarteur de Collin qui supprime un aide en écartant fortement les bords de la plaie abdominale et qui amène la vessie sous les doigts de l'opérateur ;

6° Les sutures doivent être faites en deux plans : le premier par points séparés perforant la muqueuse ; le deuxième à la Lembert, indifféremment à points séparés ou en surjet. Le catgut, si l'on est sûr de son asepsie, devra être préparé à la soie. Le catgut stérilisé

---

(1) Excepté chez les très jeunes enfants, dont la vessie est très haut située et se présente aisément au dehors.

dans les vapeurs d'alcool absolu au moyen de petits autoclaves de Robert, que nous avons employés, présente toutes les qualités désirables d'asepsie, de souplesse et de solidité ;

7° Le drainage prévésical est utile au moins pendant les deux premiers jours, c'est-à-dire jusqu'au moment où on peut être tranquille sur l'herméticité de la suture et l'absence d'infection de la cavité de Retzins. Le fil d'attente que l'on peut placer au niveau du drain permettra, d'ailleurs, au bout de deux ou trois jours, d'obtenir une réunion immédiate secondaire qui donnera une guérison totale aussi rapide que l'absence de drainage ;

8° Nous considérons la sonde à demeure comme un moyen de drainage prudent de la vessie jusqu'au moment où la solidité de la suture est assuré. Son emploi pendant les premiers jours ne nous a pas paru présenter de réels inconvénients. Mais en tenant compte des résultats encourageants obtenus par quelques chirurgiens qui n'en ont pas fait usage, nous croyons que la suppression de la sonde pourrait être tentée.

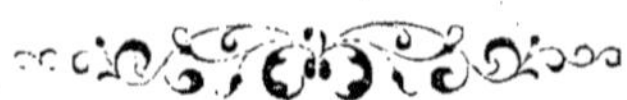